DU

QUINA LAROCHE

(Extrait complet des trois sortes de quinquina)

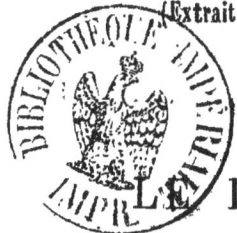

PAR

LE Dᴿ ANSELMIER

Ex-Chirurgien à l'hôpital de Lyon et Médecin à l'hôpital du Gros-Caillou.

PARIS

CHEZ L'AUTEUR, 6, RUE OLIVIER

ET 15, RUE DROUOT, A LA PHARMACIE.

1865

TABLE DES MATIÈRES

Des extraits complets en général et spécialement de l'extrait complet de quinquina...................................... 3

OBSERVATION I¹ᵉ. Enfant de 22 mois venant d'Afrique. — Cachexie paludéenne ; intolérance du sulfate de quinine, muguet et diarrhée. — Quinquina Laroche. — Guérison.......... 4

OBSERVATION IIᵉ. Fièvre d'Afrique ; accès irrégulier depuis un séjour de 4 ans en France ; récidives incessantes malgré l'usage de sérieuses préparations au quinquina. — Élixir Laroche. — Guérison................................ 7

OBSERVATION IIIᵉ. Convalescence de fièvre typhoïde chez une jeune fille de 18 ans. Abcès multiples, émaciation considérable, diarrhée sanguinolente rebelle. — Quina Laroche. — Guérison 10

OBSERVATION IVᵉ. Convalescence de rhumatisme articulaire aigu chez un homme de 45 ans. Débilitation, hypochondrie, anémie. — Quina Laroche. — Guérison................. 12

OBSERVATION Vᵉ. Rachitisme et tuberculisation osseuse chez un enfant de 15 ans. Mal de Pott datant de 6 ans. Traitement par l'iodure de potassium et le quina Laroche. — Guérison 14

CLINIQUE

SUR L'EMPLOI DU

QUINA LAROCHE

PAR LE Dr ANSELMIER (1).

Des extraits complets en général et spécialement de l'extrait complet de Quina.

Les extraits complets, c'est-à-dire les extraits qui représentent à l'analyse, à part les fibres, la totalité des principes organiques des radicaux, seront de nouvelles armes pour la thérapeutique. Leur place est marquée à côté de celles des substances d'où ils sont tirés, et dont ils sont la complète expression, sous une forme plus commode, et sous un plus petit volume. Cet ordre de médicament nous semble donc digne d'attirer l'attention des médecins et des chimistes, tant au point de vue de leurs propriétés curatives qu'en raison de leur ingénieux mode de préparation. L'idée de concentrer sous un petit volume les principes spéciaux de chaque médicament de manière à en faciliter l'administration aux malades, est une idée si élémentaire qu'on la retrouve mise à exécution dès la plus haute antiquité; elle ne dut être précédée que de la découverte des propriétés des plantes en nature. Les dissolvants employés furent d'abord l'eau, le vin et le vinaigre; le siècle dernier y ajouta l'alcool et l'éther. Il existe donc plusieurs espèces d'extraits désignés sous les noms génériques d'extraits aqueux, alcooliques, etc., et leur composition est aussi variable que leur mode de préparation. Dans la préparation des extraits complets on s'empare, à l'aide de dissolvants variés, de la totalité des principes solubles; la réunion des diverses solutions obtenues complète la préparation de cet ordre d'extraits.

L'extrait complet de quinquina ou *Quina Laroche*, présenté à l'Académie de médecine, a déjà valu à son auteur, M. Laroche, les

---

(1) Mémoire à l'Académie des sciences de Paris, séance du 5 juin 1865.

éloges les plus flatteurs. Aucune préparation officinale, si ce n'est cet extrait, ne présente la réunion des plus précieux alcaloïdes, des matières résineuses et du tannin, substances auxquelles l'écorce du Pérou doit ses vertus fébrifuges toniques et antiseptiques, et reste dans la thérapeutique un remède incomparable.

Depuis les belles et savantes recherches de MM. Pelletier et Caventon et la découverte des sels quiniques, l'expérimentation a révélé les effets propres de ces grands modificateurs, selon qu'ils sont employés purs ou associés aux autres principes. Plus d'une fois, en présence de tentatives infructueuses, on s'était pris à douter de l'efficacité souveraine du quinquina et à craindre que ce prétendu remède héroïque n'eût perdu de ses merveilleuses propriétés d'autrefois. Mais lorsqu'on s'aperçut qu'il ne fallait pas demander à la quinine ce qu'il appartient le plus souvent au *quinquina* seul de donner, on revint plus souvent aux extraits, à la poudre et au vin.

M. Mialhe, en signalant le quinquina en nature comme guérissant mieux certaines fièvres intermittentes que la quinine et son sulfate, croit à une simple question de solubilité et d'absorption.

Sous un autre rapport, nous applaudissons à l'association des nombreux principes du quinquina ; nous voulons parler de la tolérance du médicament par nos organes d'absorption. MM. Trousseau et Pidoux (*Traité de matière médicale*) signalent le sulfate de quinine « comme beaucoup plus irritant que le quinquina, d'abord à » cause de sa plus grande solubilité, ensuite parce qu'il n'a pas de » correctif, savoir, le tannin ; aussi provoque-t-il des gastrites chro- » niques et la diarrhée beaucoup plus souvent que le quinquina. »

En résumé, l'administration du quinquina *dans tous les éléments* présente une efficacité plus constante et une plus grande tolérance de la part de nos organes d'absorption.

Nous allons faire connaître dans les observations suivantes quelques-uns des faits cliniques qui servent de bases à nos conclusions.

OBSERVATION Ire

Enfant de 22 mois venant d'Afrique. — Cachexie paludéenne ; intolérance du sulfate de quinine, muguet et diarrhée. — Quinquina Laroche. — Guérison.

Nous fûmes appelé au mois de mars 1864 à voir, au fort d'Ivry près Paris), chez M. le lieutenant-colonel P.... du 92ᵉ, un jeune enfant de 22 mois qui venait d'être ramené d'Afrique, où il était né. Depuis deux mois il a la fièvre intermittente quotidienne à redoublement tierce. Traitée à diverses reprises par le sulfate de quinine, la fièvre disparaissait pour quelques jours ; mais la diarrhée lui succédait, suivie à court intervalle de nouveaux accès fébriles. L'émaciation profonde qui en était résultée fut suivie du muguet. Dans la crainte que l'enfant ne succombât s'il restait en Afrique, les parents l'avaient amené en France.

C'est un enfant blond, lymphatique, de taille moyenne pour son âge et profondément émacié ; il tousse depuis son arrivée sous notre climat froid. La peau est décolorée et terreuse, le ventre est ballonné ; il y a de la diarrhée et des tranchées.

La cavité buccale est couverte de muguet, les lèvres crevassées en plusieurs endroits sont tuméfiées, et à leur moindre mouvement quelques gouttes de sang s'échappent de ces ulcérations.

Tous les jours, vers trois heures, le pouls s'élève, la fièvre se déclare, précédée de quelques frissons et suivie d'une moiteur qui termine l'accès. Un redoublement a lieu tous les 2 jours ; la sueur qui termine cet accès tierce est plus abondante, et la nuit qui succède est plus agitée. Habituellement la fièvre s'éteint vers 8 heures du soir, sauf les jours de redoublement, où elle se prolonge jusqu'à 10 heures.

La rate nous paraît volumineuse, mais molle. Le foie dépasse le rebord des fausses côtes, mais ne paraît pas douloureux à la pression.

A l'heure où nous sommes (10 heures du matin), nous trouvons le pouls à 115, petit et misérable, mais régulier ; la peau est sèche et tendue, de température moyenne. L'enfant ne peut se tenir debout depuis plusieurs jours ; il pousse des cris stridents, se plaignant sans cesse de ses lèvres et de la bouche, dont tous les mouvements déterminent de grandes souffrances.

On le nourrit de bouillie de farine au lait ou au bouillon, et d'eau rougie de vin généreux, mais cela au prix de bien des difficultés et des douleurs.

L'état de dépérissement dans lequel nous trouvons cet enfant, miné ainsi par la fièvre intermittente, la diarrhée et le muguet, est un spécimen parfait de ce que produit l'élément paludéen d'Afrique à marche croissante et aggravante.

Nous avions à intervenir, comme on le voit, dans des circonstances difficiles ; toutefois l'arrivée du malade sous un climat sain comme le coteau élevé et sec du fort d'Ivry, la possibilité d'employer le fébrifuge héroïque de Laroche, si bien toléré d'ordinaire par les voies digestives; et les éléments de résistance que nous rencontrions encore chez cet enfant, nous font porter un pronostic favorable, en dépit du découragement de la famille P....

Combattre la cause paludéenne et la débilité générale par le quina Laroche; rétablir les voies digestives en chassant le muguet par les cautérisations superficielles au nitrate d'argent, et fournir des matériaux à la digestion et à l'assimilation, telles étaient les indications du traitement et les moyens de le réaliser.

Comme amer, comme cordial et surtout comme fébrifuge, nous trouvions de grands avantages dans la préparation de Laroche : le sulfate de quinine déjà employé en Afrique avait déterminé une vive irritation gastro-intestinale, nous ne pouvions y songer dans l'état de diarrhée, de coliques et de ballonnement de ventre où nous trouvions le malade. La poudre de quinquina, d'une administration repoussante chez l'adulte est presque impossible chez l'enfant. Quant à l'extrait de quinquina sous forme de pilules ou de potion, nous reculâmes devant les difficultés du même ordre, et devant le moins parfait résultat qu'on en pouvait attendre. Nous prescrivîmes le quinquina Laroche à la dose de deux cuillerées à soupe dans les 24 heures.

Les cautérisations au nitrate d'argent sont un des meilleurs moyens de faire disparaître le muguet lorsqu'il est ancien, et que les tissus sur lesquels il repose sont tuméfiés, rouges et ulcérés. Dès le 2e jour des cautérisations, qui furent faites chaque jour, il ne restait de cette complication que quelques gerçures aux lèvres en voie de cicatrisation.

L'enfant prit avec grand plaisir l'élixir de quinquina, et dès le lendemain il demanda à manger. Le 4e jour la fièvre ne se manifesta pas, et ne présenta dans sa rétrocession qu'un petit accès au 8e jour.

Vers le 12e jour nous prescrivions l'huile de foie de morue à la dose de deux cuillerées à soupe par jour, et cet important aliment fut continué pendant toute la convalescence, comme aussi le quinquina Laroche, réduit à une cuillerée chaque matin à partir du 15e jour.

La convalescence était déjà bien avancée vers le 20e jour ; l'embonpoint et la fraîcheur, la gaieté et l'appétit rendaient cet enfant méconnaissable. L'irritation gastro-intestinale avait complétement cessé sans qu'il ait été employé aucun traitement spécial.

Le 25e jour du traitement, il vint à Paris avec sa mère, chez une de leurs parentes et de là partirent pour retourner en Afrique.

Si l'expérience a démontré les bons effets que l'on peut obtenir du climat de France, dans les régions exemptes de marais, dans le traitement des fièvres intermittentes rebelles, elle a sanctionné la préférence accordée au quinquina lui-même sur le sulfate de quinine, chaque fois que l'irritation des voies digestives se produit à la suite de son usage. Nous avons obtenu chez le jeune enfant qui fait le sujet de cette observation tout le résultat que nous aurions obtenu avec le quinquina lui-même, avec des avantages reconstituants marqués et une grande facilité dans l'administration du médicament : nous l'avons vu se rétablir dans un temps relativement très-court, et en quelque sorte renaître à la vie et à la santé par l'usage que nous avons fait chez lui du quinquina Laroche.

OBSERVATION IIᵉ

Fièvre d'Afrique ; accès irréguliers depuis un séjour de 4 ans en France ; récidives malgré l'usage des diverses préparations de quinquina. — Élixir de Laroche. — Guérison.

M. le capitaine P..., âgé de 45 ans, après un séjour prolongé en Afrique où presque chaque année il avait eu la fièvre intermittente tierce, vint en France et l'habite depuis 4 ans. Il continue néanmoins à être sujet à des accès irréguliers de fièvre tierce aussi bien caractérisés que ceux qu'il éprouva en Afrique.

A des intervalles de 30 ou 40 jours, il ressent du malaise gastrique, des frissons, puis la fièvre chaude ; après 8 heures de cet état apparaît le stade de sueurs, bientôt suivi d'un bon sommeil. Des accès semblables, à type tierce, se succèdent ainsi au nombre de 3 à 8, selon qu'il emploie le sulfate de quinine, la poudre de quinquina ou qu'il ne fait aucun traitement, se bornant à l'usage de la limonade au citron.

Chaque fois qu'il fait usage du sulfate de quinine dans ces circonstances, à la dose de 1 gramme, et en une fois, l'accès suivant est retardé d'un ou de deux jours, mais reparaît après ce temps dans le type tierce pour cesser spontanément après 8 à 10 jours de durée. S'il ne fait aucun traitement les accès se succèdent également et régulièrement tous les deux jours et disparaissent le 15ᵉ jour.

Si le sulfate de quinine est pris à la dose de 0,50 centigrammes chaque jour, la diarrhée se manifeste après 4 ou 5 jours, la langue se recouvre d'un enduit épais et amer, état qui est plus pénible pour le malade que les accès eux-mêmes. Ceux-ci, toutefois, ne se manifestent pas.

La poudre de quinquina est généralement mieux supportée, quoiqu'elle ne coupe pas aussi bien le 2ᵉ accès qu'une forte dose de quinine en une seule fois, ou plusieurs petites doses prises tous les jours; même à la dose de 30 grammes, la poudre de quinquina n'empêche pas le 2ᵉ accès de se produire le surlendemain du 1ᵉʳ. L'usage de ce médicament à la dose de 15 grammes tous les jours éteint de de plus en plus l'accès fébrile. Ainsi voici depuis deux ans, et après de nombreuses expériences, comment se traite le capitaine :

Il laisse se manifester le 1ᵉʳ accès, à la fin duquel il prend 1 gramme de sulfate de quinine ; le lendemain il commence l'usage de la poudre de quinquina jaune à la dose de 15 grammes dans une infusion de café. Généralement le 4ᵉ jour un petit accès se déclare, mais après cela suit un rétablissement parfait pendant 25 ou 30 jours, que l'on ait continué ou non l'usage du vin de quinquina. Alors recommence un nouveau malaise gastrique, un fort accès fébrile, comme je l'ai précédemment indiqué.

Je dirai, en outre, que ce malade a fait sans succès usage du traitement de M. Boudin, qui a été sans action sur lui.

Après avoir consulté un grand nombre de médecins militaires et civils, le capitaine P.. se traite aujourd'hui lui-même, ayant mis à profit les divers conseils qu'il avait reçus.

Dans l'intention de se marier, il vint me demander un avis, me donna tous les renseignements qui précèdent, et j'entrepris de le guérir en agissant avec méthode et persévérance.

C'est un homme de taille moyenne, bilieux, au teint bronzé et légèrement ictérique ; il est maigre, mais non émacié. Les voies digestives sont dans un état satisfaisant. Le foie est volumineux et dépasse de deux doigts le rebord des fausses côtes. Il n'est pas douloureux. La rate est difficilement délimitée ; elle a été, me dit le malade, très-volumineuse en Afrique. Je la trouve encore large. Le malade n'accuse aucune douleur à son niveau.

Le malade accepte le traitement que je lui conseille, mais à l'efficacité duquel il ne croit pas. Les fonctions digestives étant régulières, — car il y a 15 jours que la dernière période fébrile est terminée, — nous commencerons de suite l'usage du quinquina Laroche à la dose de 3 cuillerées matin et soir ; aux repas faire usage de l'eau minérale de Vichy, source des Célestins, pour couper un bon vin ordinaire. Ce traitement doit être continué fort régulièrement.

Nous revîmes le malade après 15 jours; il sentait augmenter ses forces, et avait plus d'appétit ; nous le trouvâmes moins jaune et plus gai. Il accusait un changement avantageux dans sa santé, mais redoutait l'approche du terme de 40 jours, où il pensait que la fièvre reparaîtrait. Nous fîmes tous nos efforts pour obtenir la continuation du traitement, ce qui fut fait ponctuellement. Plusieurs fois le capitaine vint nous faire visite depuis ; la fièvre n'avait pas reparu, et un notable embonpoint se manifestait.

Après 50 jours de ce traitement, nous fûmes d'avis de le suspendre pendant 8 jours, et nous remplaçâmes l'élixir de quinquina par une même quantité de vin de Madère. Le malade revint après une huitaine à l'usage de l'élixir, et cela fut ainsi fait à plusieurs reprises.

Une année fut ainsi passée sans fièvre, et nous sommes en droit de l'attribuer au quinquina Laroche, aidé des eaux alcalines de Vichy, puisque c'est en cela qu'a consisté tout le traitement, et qu'aucun autre changement n'est survenu dans l'hygiène précédemment suivie.

Est-il besoin de recourir au merveilleux pour expliquer un aussi bon résultat clinique ? Nous ne le pensons pas, et il nous semble légitime, lorsque la fièvre intermittente s'est acclimatée dans un organisme en y amenant à la longue des modifications profondes et constitutionnelles dans tous les grands appareils et spécialement dans les fonctions hépatiques et spléniques, il n'est pas très-rare de la voir se caractériser pendant longtemps par des accès irréguliers et des récidives incessantes, loin des conditions de climat qui lui avaient d'abord donné naissance. La quinine ne jouit plus, dans de semblables circonstances, de sa merveilleuse propriété curative ; il faut, pour en venir à bout, un ensemble de modificateurs de ces deux grands appareils parmi lesquels nous plaçons en première ligne les alcalins sodiques agissant sous l'influence des nombreux éléments fébrifuges et reconstituant du quinquina lui-même ou de son extrait complet. De plus, ajoutons qu'il ne sera pas indifférent pour le résultat de prescrire des liqueurs bien faites de cette précieuse écorce, car c'est sous la sauvegarde de la gourmandise que l'on peut obtenir des malades une continuation suffisante du traitement. L'eau de Vichy prise aux repas et l'élixir de Laroche le matin constituent une médication aussi agréable qu'efficace dans ces cas désespérants et heureusement assez rares.

OBSERVATION III°

Convalescence de fièvre typhoïde chez une jeune fille; abcès multiples; émaciation considérable, diarrhée rebelle. — Quina Laroche. — Guérison.

En juillet 1863 je fus appelé à Saint-Denis (près Paris) auprès de Mlle G...., âgée de 18 ans, affectée depuis quelques jours de douleurs aiguës dans la région occipitale. Ses parents m'apprirent qu'elle avait été jusqu'alors bien portante, avait été réglée à 14 ans et se trouvait au commencement d'une époque, en avance de 5 jours sur les mois précédents, qui avaient lieu à 28 jours d'intervalle. Le matin de ce jour elle avait saigné au nez et avait eu plusieurs étourdissements. Je la trouve alitée, plongée dans un sommeil pesant, avec de la fièvre, la peau chaude, la figure fort colorée et un peu d'hébétude dans le regard et la physionomie. Elle répond avec un peu d'indifférence à mes questions, se plaint de la tête, surtout en arrière, et n'a pas dormi, dit-elle, depuis 8 jours.

Je constate du météorisme, un peu de sensibilité dans la fosse iliaque droite et à l'estomac, le gros intestin est dur, il n'y a pas eu de garde-robe depuis 3 jours.

Il s'agit, comme on le voit, de l'une de ces fièvres typhoïdes types que l'on rencontre dans la jeunesse, et surtout chez les jeunes filles un peu fortes. Nous prescrivons la limonade magnésienne à 60 grammes à prendre par verrées à demi-heure d'intervalle dans la journée; quelques sangsues aux apophyses mastoïdes dans la soirée, des compresses d'eau froide vinaigrée sur les tempes et le front; et le matin, après un bon effet purgatif, le sulfate de quinine à la dose de 0,50 centigrammes en une fois.

Nous considérons le sulfate de quinine ainsi administré comme un des moyens héroïques à prescrire dans la fièvre typhoïde, surtout pendant les chaleurs de l'été. On arrive presque toujours ainsi, dans les climats bas et humides, comme le sont les rives d'un fleuve ou les vallées mal exposées, à prévenir ces formidables accès pernicieux à forme adynamique, toujours menaçants et si fréquemment mortels chez les typhiques.

Si dans l'accès pernicieux simple on a tiré un grand parti du sulfate de quinine administré en même temps qu'une notable quantité d'alcool, ce n'est toutefois pas ici l'occasion d'y avoir recours : La contre-indication de l'alcool ressort formellement de la réaction générale, de l'irritation cérébrale et de la congestion qui l'accompagne.

De plus, il y a avantage à recourir à un modificateur puissant et incisif afin d'abréger la durée de la fièvre continue qui caractérise la première période de cette maladie, période pendant laquelle se produisent les altérations cérébrales, spléniques et l'épuisement des forces actives.

La richesse en principes alcooliques et stimulants toniques, qui fait du quinquina Laroche une préparation si avantageuse dans la plupart des convalescences fébriles, alors que la fièvre est en déclin et les forces épuisées, doit donc le proscrire dans les maladies commençantes alors que tout l'organisme lutte dans une réaction franche. Pendant la durée de l'état fébrile et jusqu'au 17e jour, nous fîmes usage le matin d'une verrée de limonade magnésienne, et tous les 2 ou 3 jours de quelques pilules de quinine. Quelques cuillerées de bouillon froid, du lait, des cerises, de la limonade au citron et des sirops furent pris soit comme aliment soit comme tisane.

Dans la nuit du 17e au 18e jour de la maladie, la malade, qui avait été jusque là immobile dans le décubitus dorsal ou dorso-latéral, dans l'adynamie la plus profonde, s'agita, recouvra la parole, et se plaignit du mollet gauche où avait été placé depuis trois jours un vésicatoire.

Dans la journée suivante elle accusa encore une très-grande douleur dans la région inguinale droite et dans la région sacro-lombaire : il s'était formé dans ces diverses régions de vastes abcès critiques, qui furent ouverts avec la lancette ; ils renfermaient un pus liquide, fortement rougeâtre et d'une fétidité excessive.

Ces trois foyers purulents fournirent pendant 12 jours une suppuration très-abondante; en dépit de l'alimentation, l'épuisement des forces arrivait, et la maigreur faisait chaque jour des progrès. Vers le 8e jour, nous retirâmes de l'abcès du mollet un lambeau de tissu cellulaire mortifié, et employâmes les injections avec la macération de quinquina. Dans la région sacro-lombaire, il se produisit un sphacèle considérable comprenant toute la surface entamée de l'abcès, et l'élimination s'en fit au milieu d'une grande suppuration. De plus, la diarrhée s'était manifestée abondante et sanguinolente. Malgré ces nombreuses causes d'affaiblissement, l'appétit se maintint bon, ainsi que le courage, grâce au quinquina Laroche, qui fut progressivement amené à la dose de 4 cuillerées à soupe par jour, prises une à une à quatre heures d'intervalle.

Parmi les éléments de la médication reconstituante et antiseptique usitée en pareille circonstance, il n'en est aucun qui ait mieux fait ses preuves que le quinquina, et le résultat définitif de tant d'efforts ne dépend, le plus souvent, que de la bonne qualité des produits, soit pour l'usage interne, soit pour les pansements. Comme le plus précieux des médicaments à employer, je signale l'élixir de Laroche, et je dois témoigner encore de la facilité avec laquelle ce remède fut accepté par la jeune personne.

Vers le 50e jour de la maladie, la convalescence était très-avancée; la diarrhée avait disparu, toutes les fonctions étaient dans un état satisfaisant, les plaies guéries, et nous cessâmes nos visites.

Nous apprécions à sa juste valeur le médicament sur lequel nous appelons l'attention en signalant son utile coopération dans cette maladie à une époque de diarrhée hémorrhagique, d'affaiblissement et de suppuration abondante, au milieu de l'été, alors que nous avions besoin d'un reconstituant sûr, d'un tonique énergique, d'un antiseptique puissant, de la meilleure préparation de quinquina, enfin.

OBSERVATION IVe

Convalescence de rhumatisme articulaire aigu chez un homme de 45 ans. Débilitation, hypochondrie, anémie. — Quinquina Laroche. — Guérison.

M. de la S..., (faubourg Saint-Honoré, à Paris), âgé de 45 ans, fut atteint, au mois de novembre 1862, d'un rhumatisme articulaire aigu qui se manifesta après une partie de chasse au marais. La maladie commença par les articulations tibio-tarsiennes gauches et le coude droit, caractérisée par de la courbature générale, une fièvre très-forte et des douleurs violentes dans les articulations atteintes, avec gonflement et rougeur générale à leur niveau. Successivement, les genoux, les mains et les pieds furent envahis par des symptômes semblables, ayant laissé sans sommeil le malade pendant trois semaines environ.

Le traitement avait consisté au début par deux saignées et un vomitif; quelques sangsues, la poudre de Dower, les cataplasmes opiacés, les onctions au baume Oppodeldock, l'huile de jusquiame, le coton, la laine, la soie dolorifuge furent employés; puis on eut recours à quelques vésicatoires et aux bains de vapeur aromatique.

M. de la S..., après six semaines de cette maladie, ne se recon-

naissait plus lui-même, tant il était changé. D'un tempérament ner-
voso-sanguin, à peau fortement colorée, d'un embonpoint notable et
d'une vigueur musculaire peu commune, il était devenu maigre,
jaune et si faible, que ses bras lui semblaient des masses de plomb
et qu'il avait peine à se soulever sur son oreiller.

Son caractère, autrefois enjoué et on ne peut plus jovial, avait également fait place à une humeur difficile, méchante et violente : la vie
lui était devenue une charge, et il songeait à se détruire. Il remercia
l'honorable confrère qui lui avait donné jusque-là ses soins, et aussi-
tôt qu'il fut rendu à lui-même, il se fit servir du vin de Chambertin
et des perdreaux, et en prit outre mesure.

Une violente excitation suivit ce repas; il passa toute la nuit à
faire des préparatifs de départ, à fourbir ses armes et à faire mille
autres extravagances. Il se coucha et dormit. Sur le matin, à 9 heures,
il me fit appeler.

Nous eûmes de la peine à le reconnaître, tant il était devenu pâle,
maigre et irritable en quelques mois. Il nous raconta sa maladie,
ainsi que nous venons de la faire connaître.

Le pied gauche et la main droite sur laquelle, peu de jours aupa-
ravant, on avait placé un vésicatoire, étaient encore enflés. Il y avait
quelque irrégularité dans le pouls et du souffle dans les carotides ;
il accusait de la douleur habituelle à l'épigastre et dans l'hypochon-
dre droit. La langue était étroite et un peu rouge ; le ventre était
libre, ayant eu un peu de diarrhée à la suite de son festin.

Comme on le voit, il s'agissait d'une convalescence de rhumatisme
articulaire, caractérisée par de l'anémie, un peu d'hypochondrie et
de l'engorgement dans quelques articulations. Cet état, comme on le
sait, a une grande tendance à passer à l'état chronique, si une médication reconstituante ne vient l'abréger et la terminer. Comme nous
n'avons pas assisté à la médication qui fut faite, il nous serait impossible de la juger. Peut-être y aurait-il lieu de rappeler ici, cependant,
un grand principe clinique, à savoir que l'indication doit ressortir du
particulier aussi bien que du général : c'est une faute clinique de
continuer une médication spoliatrice lorsqu'elle est mal supportée;
en dépit de la doctrine, il faut savoir s'arrêter. Peut-être eût-il été bon
chez ce malade et déjà depuis plusieurs jours, de relever les forces,
et ne peut-on pas considérer la singulière idée qui lui est venue de
faire un festin pareil, comme l'expression de besoin réel et le bien-
fait d'une médecine instinctive? Quant à nous, nous prescrivîmes le
quinquina Laroche, à la dose de trois cuillerées à soupe par jour ; les
fumigations et bains de vapeur aromatique, à la dose de tous les

deux jours. Une alimentation légère, mais abondante, vient compléter notre conseil.

Après 8 jours de ce traitement, M. de la S.... avait repris sa belle humeur, et, après un mois, presque toute sa belle prestance. Un peu d'enflure au niveau de la cheville gauche, mais non douloureuse, et qui a tout à fait disparu depuis, était la seule marque, sinon le seul souvenir, qu'il conservât de sa maladie.

A partir du 15e jour de l'emploi de l'élixir Laroche, la dose avait été portée à 4 cuillerées dans les 24 heures ; c'est à cette dose qu'il faut porter le remède, si l'on a un malade habitué aux vins généreux et à la bonne chère.

OBSERVATION Ve

Rachitisme et tuberculisation osseuse chez un enfant de 15 ans. Mal de Pott datant de 6 ans. — Traitement par l'iodure de potassium et le quinquina Laroche. — Guérison.

Nous fûmes appelé en 1860 à voir, rue Neuve-Coquenard, le jeune D..., âgé de 15 ans, malade depuis 6 ans et paralysé des membres tant inférieurs que supérieurs. Ses parents nous apprirent qu'il s'était bien porté jusqu'à l'âge de 9 ans, quoiqu'il fût resté petit pour son âge. Alors et sans qu'ils aient su à quoi l'attribuer, l'enfant s'était plaint de ne pouvoir marcher sans boiter et s'était affaibli. Toutes les articulations des membres étaient devenues volumineuses, et en plusieurs endroits il s'était formé des abcès qui, une fois ouverts, ne se guérissaient qu'après des années ; à d'autres endroits il s'en était produit de nouveaux ainsi depuis 6 ans ; il en était résulté un affaiblissement excessif et la paralysie. Ils me dirent que les médecins qui l'avaient soigné ne leur avaient laissé aucun espoir; que la diarrhée finale prévue par les médecins s'était manifestée depuis quelques jours, mais qu'ils ne voulaient pas laisser mourir leur enfant sans faire encore un effort pour le guérir.

Le malade est couché dans un petit lit qu'il n'a pas quitté depuis 5 ans et où il s'est logé dans une excavation formée par l'abaissement de la paillasse, des oreillers, des couvertures et un grand nombre de pièces de linge. Il est paralysé des membres, mais des mouvements seulement, sentant fort bien où on le touche, et comment on le touche. Les deux jambes à demi fléchies sur les cuisses, et celles-ci sur le bassin, sont croisées l'une sur l'autre en adduction.

Le long de la colonne vertébrale il s'est successivement formé

5 abcès; dont 2 dans la région cervicale ; ils sont encore en pleine suppuration ; les autres sont cicatrisés. On observe également des cicatrices d'abcès cicatrisées aux deux pieds, les unes dans la région tarsienne droite, les autres à divers os du métatarse gauche. Aux membres supérieurs je contaste également un abcès en suppuration à l'extrémité inférieure du radius gauche et au 2ᵉ métacarpien du même côté ; au bras droit, 6 abcès en diverses régions, les uns cicatrisés avec déformations plus ou moins profondes des formes osseuses, les autres encore en suppuration.

Il s'est formé de plus une déviation vertébrale dans la région dorsale au niveau de' la 6ᵉ dorsale à concavité gauche, et une inverse dans la région lombaire à concavité droite. Les dents ont également subi une importante atteinte ; elles sont toutes sans exception coupées au niveau des gencives, et les deux maxillaires, en se rapprochant, donnent à la face de cet enfant l'expression des vieillards, et un petit air de malice en rapport d'ailleurs avec son intelligence qui est développée et enjouée.

La maigreur est excessive, la peau jaune, sale et terreuse; l'enfant a faim et mange, mais depuis quelques jours il a des coliques et de la diarrhée. Le pouls est petit, mais d'une certaine résistance ; la langue est étroite et un peu rouge. Il n'y a pas de toux et l'auscultation ne révèle aucune trace de tuberculisation pulmonaire. Il est le cadet d'une nombreuse famille israélite.

Il s'agit, comme on voit, d'un cas fort grave de rachitisme, de tubercules osseux et de maladie de Pott ancienne et arrivée à sa dernière période. Je porte donc le pronostic le plus grave ; toutefois, l'examen que je fis des prescriptions faites jusqu'alors m'ayant fait découvrir que l'on n'avait encore employé ni les préparations iodurées, ni le quinquina, deux agents fort puissants dans cette maladie, je crus utile de les prescrire. Je me hâtai donc d'arrêter la diarrhée par le sous-nitrate de bismuth, et commençai, on peut le dire, *in extremis*, l'usage des préparations suivantes:

1° Prendre tous les jours trois cuillerées à soupe de sirop de gentiane renfermant 0,50 centigrammes d'iodure de potassium.

2° Le quinquina Laroche à la dose de 2 cuillerées à soupe.

3° Des lotions sur les membres tous les jours avec du vin chaud.

4° Les pansements des plaies avec la pommade à l'iodure de potassium.

Au bout de 8 jours des mouvements volontaires s'exécutaient dans les membres inférieurs et le bras gauche; les plaies commençaient à se cicatriser. Un régime très-substantiel est prescrit.

Au bout de 18 jours les parents firent faire des vêtements pour l'enfant, car par suite du long séjour qu'il avait fait au lit, il n'avait plus aucun vêtement à sa mesure ; déjà des mouvements étendus et volontaires étaient devenus possibles, et le malade demandait à être levé.

D'ailleurs toutes les fonctions se faisaient bien, et une alimentation très-substantielle et très-abondante était parfaitement supportée.

Après un mois le pauvre enfant ne pouvait se rassasier, et pour en donner une idée, je dirai qu'il faisait 6 repas dans la journée et 2 dans la nuit, et qu'il pleurait à chaudes larmes lorsqu'on ne voulait pas dépasser mes ordres.

Il quitta son lit le 38e jour du traitement ayant déjà recouvré des forces et un embonpoint relatif ; il apprit de nouveau à marcher, comme les jeunes enfants, en se tenant d'abord le long des meubles. Le 60e jour du traitement, il marchait seul, et il voulut sortir dans la rue, ce qu'il fit au grand étonnement de tous ceux qui le connaissaient et avaient depuis longtemps désespéré de son rétablissement.

Aujourd'hui cet enfant est ouvrier ciseleur chez un armurier ; il porte encore un peu les jambes en dedans ; il est resté petit, mais jouit d'une bonne santé.

On doit envisager les préparations iodées comme souveraines dans le rachitisme, spécialement dans la période décroissante, alors que celui-ci a favorisé la tuberculisation osseuse. Cette observation est un des plus remarquables exemples que l'on en puisse citer. Toutefois l'iodure de potassium ne doit pas être employé seul à cause de la langueur de presque toutes les grandes fonctions, ce dont ce remède ne saurait triompher. Comme élément réparateur et stimulant, le quinquina Laroche doit revendiquer ici une partie du succès. C'est à l'emploi simultané de ces deux précieux médicaments que nous sommes redevable du brillant succès obtenu sur le jeune D....

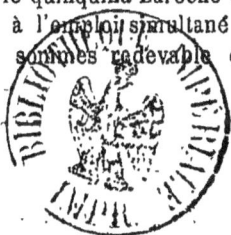

IMPRIMERIE PARISIENNE. — DUFRAY DE LA MAHÉRIE
Boulevard Bonne-Nouvelle, 26, impasse des Filles-Dieu, 8.

www.ingramcontent.com/pod-product-compliance
Lightning Source LLC
Chambersburg PA
CBHW050402210326
41520CB00020B/6422